DIETA PALEO

Receitas paleo de última geração para pessoas fantásticas

(Para iniciantes o plano de refeição paleo para perda de peso garantida)

Giordano Riojas

Traduzido por Jason Thawne

Giordano Riojas

Dieta Paleo: Receitas paleo de última geração para pessoas fantásticas (Para iniciantes o plano de refeição paleo para perda de peso garantida)

ISBN 978-1-989891-67-4

Termos e Condições

De modo nenhum é permitido reproduzir, duplicar ou até mesmo transmitir qualquer parte deste documento em meios eletrônicos ou impressos. A gravação desta publicação é estritamente proibida e qualquer armazenamento deste documento não é permitido, a menos que haja permissão por escrito do editor. Todos os direitos são reservados.

As informações fornecidas neste documento são declaradas verdadeiras e consistentes, na medida em que qualquer responsabilidade, em termos de desatenção ou de outra forma, por qualquer uso ou abuso de quaisquer políticas, processos ou instruções contidas, é de responsabilidade exclusiva e pessoal do leitor destinatário. Sob nenhuma circunstância qualquer, responsabilidade legal ou culpa será imposta ao editor por qualquer reparação, dano ou perda monetária devida às informações aqui contidas, direta ou indiretamente. Os respectivos autores são proprietários de todos os direitos autorais não detidos pelo editor.

Aviso Legal:

Este livro é protegido por direitos autorais. Ele é designado exclusivamente para uso pessoal. Você não pode alterar, distribuir, vender, usar, citar ou parafrasear qualquer parte ou o conteúdo deste ebook sem o consentimento do autor ou proprietário dos direitos autorais. Ações legais poderão ser tomadas caso isso seja violado.

Termos de Responsabilidade:

Observe também que as informações contidas neste documento são apenas para fins educacionais e de entretenimento. Todo esforço foi feito para fornecer informações completas precisas, atualizadas e confiáveis. Nenhuma garantia de qualquer tipo é expressa ou mesmo implícita. Os leitores reconhecem que o autor não está envolvido na prestação de aconselhamento jurídico, financeiro, médico ou profissional.

Ao ler este documento, o leitor concorda que sob nenhuma circunstância somos responsáveis por quaisquer perdas, diretas ou indiretas, que venham a ocorrer como resultado do uso de informações contidas neste documento, incluindo, mas não limitado a, erros, omissões, ou imprecisões.

Índice

Parte 1 1

Introdução 2

Capítulo 1 – A Fundação Paleo 8

POR QUE GRÃOS PODEM CAUSAR PROBLEMAS DE SAÚDE E PESO ... 11
POR QUE AÇÚCAR PODE CAUSAR PROBLEMAS DE SAÚDE E DE PESO 14

Capítulo 2 – As Diretrizes Da Dieta Paleo 18

LISTA DOS NÃO-NÃO 22
QUANDO ESTIVER COM FOME 23
ESTRESSE E ALIMENTAÇÃO 24

Capítulo 3- Receitas Da Dieta Paleo 27

ABOBRINHA E OVOS 28
SALADA DE ESPINAFRE, FRUTAS E NOZES 28
BERINJELA 29
ESPETINHOS DE CORDEIRO 30
TILÁPIA AO LIMÃO E PIMENTA 32
SALADA DE PEITO DE FRANGO AO ALECRIM 32
ENSOPADO DE FORNO 33
SALADA DE FRUTAS 34

Conclusão 36

Parte 2 40

Introdução 41

Capítulo 1: Introdução À Dieta Paleo 42

INÍCIO DA DIETA PALEO 42
BENEFÍCIOS DA DIETA PALEO 44
BENEFÍCIOS MÉDICOS DA DIETA PALEO 48
PESSOAS QUE DEVERIAM EVITAR A DIETA PALEO 50

Capítulo 2: Alimentos Para Comer E Evitar 52

Como Determinar Qual Alimento Comer E Qual Evitar?.... 52

CONCEITOS ERRÔNEOS SOBRE DIETA PALEO 56

Capítulo 3: Transição Para A Dieta Paleo 58

O QUE ACONTECE DURANTE O ESTÁGIO DE TRANSIÇÃO 58
COISAS PARA LEMBRAR DURANTE O ESTÁGIO DE TRANSIÇÃO 60
DICAS PARA TER UMA TRANSIÇÃO BEM SUCEDIDA 61
PLANOS DE REFEIÇÃO DA FASE DE TRANSIÇÃO DE DEZ DIAS 64

Capítulo 4: As Receitas 71

Receitas De Café Da Manhã 71

Burrito Paleo.. 71
Cereal Paleo.. 72
Muffin De Abobrinha.. 73
Salada De Ovo E Tomate.. 75
Panqueca De Canelapaleo.. 75
Sopa Chinesa De Ovo Com Frango E Legumes..................... 76
SUBSTITUTOS DE GRÃOS 77
Arroz De Couve-Flor 77
Arroz De Abobrinha.. 78
Espaguete De Abobrinha Ou Abóbora 78
SALADAS 79
Salada De Sardinha E Legumes Com Molho De Abacate.... 79
Salada De Atum.. 80
Frango E Abacate/Salada De Frango E Pepino 80
ENTRADAS PARA ALMOÇO E JANTAR 81
Hambúrguer De Carne 82
Fígado De Cordeiro Com Cebola E Uvas Caramelizadas..... 83
LANCHES 86
Biscoitos De Banana... 87
Pizza Paleo... 87

Conclusão 89

Parte 1

Introdução

Nos últimos anos, Parece que tem tidomaistendências de dietas que tem vindo e ido, e os grupos consolidados têm permanecido consistentes (Vigilantes do Peso, Jenny Craig, etc.).Naqueles anos, uma dieta pensada para ser uma tendência há provado seu poder de permanência: a Dieta Paleo. A razão: funciona, especialmente para perda de peso. Na verdade, estudos têm mostrado que quando combinada com exercícios, a dieta Paleo te ajuda a perder mais libras/quilos que as outras.

Um incrivelmente simples comum senso de dieta, a dieta Paleo é baseada nos tipos de alimentos antropólogos e outros têm provado, que os humanos primários consumiam. Peixe fresco, carne, vegetais, frutas, nozes e sementes são a base. Se excluem laticínios, grãos e alimentos processados, para o bem da sua cintura e sua saúde.

Você pode perguntar, onde é que eles surgiram? Bem, na verdade tem suas raízes na década de 1970, quando um médico e estudioso chamado Walter Voetglin supôs que a sociedade ocidental precisava acordar e poderia ser muito mais saudável se todos voltassem ao básico que os primeiros ancestrais humanos comiam.

Ele pontuou a Era Paleolítica, cerca de 11000 anos atrás, um tempo pré-agrícola, quando humanos eram caçadores nômades, sem terra fixa. Um tempo antes do excessivo processamento de nossos alimentos e bem antes do Geneticamente Modificados(Transgênicos).

Como a sociedade passou a ser cada vez mais industrializada e mais e mais pessoas tornaram-se urbanas, a dieta do Ocidental médio estava tornando-se mais dependente em alimentos processados e embalados – e açúcar. Acreditando em algo tinha de ser feito se a população estava para ter um futuro brilhante, livre de obesidade e diabetes desenfreada (para nomear apenas duas das patologias que estavam no topo), Dr. Voetglin veio com a fundação para a atual dieta Paleo.

It didn'treallytakehold in the Western world untilthepublicationof*The Paleo Diet*, by Loren Collins, in 2002. Providing people with what seemed an easier and scientifically sound principle for losing weightand feeling better, the book took off, especiallywithcelebritiesexpoundingthePaleodiet'svirtuesandsports figures attributing it withtheirbetter performance.

Muito recentemente (2015), tem havido vários artigos sugerindo que nossos antepassados "homens das cavernas" não necessariamente comeram o que o Dr. Voetglin e Collins escreveram e que obviamente não há "uma" dieta Paleo porque diferentes regiões proviam diferentes recursos naturais - uma aldeia sem litoral, por exemplo, não teria acesso a uma abundância de peixes, um dos alimentos básicos da dieta Paleo de Collins.

Além disso, há evidências de que os povos paleolíticos ingeriam grãos, amido e outros carboidratos como parte regular de sua nutrição, os quais são "não-não" na dieta Paleo. Os acadêmicos estão fazendo um caso muito literal da referência a "Paleo", na minha opinião. Claro que não estamos tentando comer exatamente como eles fizeram. Mas estamos tentando nos manter mais limpos e com mais atenção ao valor nutritivo de nossos alimentos.

Não importa a história, os princípios acadêmicos em que a dieta Paleo é construída serão debatidos nos círculos acadêmicos por anos, tenho certeza. O que não pode ser discutido, porém, é que a dieta Paleo funciona, especialmente quando se trata de perda de peso.

Tudo se resume à dieta Paleo baseada em princípios nutricionais sólidos. Nós todos sabemos que precisamos evitar açúcares adicionados e escondidos, produtos químicos, gorduras ruins e alimentos processados. Mesmo especialistas reconhecidos não negam a utilidade da promoção da dieta Paleo de evitar alimentos com alto índice glicêmico (aqueles que aumentam os níveis de glicose no sangue) e eliminar gorduras causadoras de inflamação (como as encontradas em fastfoods e frituras profundas).

Um dos outros (e alguns diriam melhor) elementos da dieta Paleo é como é fácil. Quero dizer incrivelmente simples de seguir e realmente desfrutar. Não há contagem de calorias, nenhum cartão para levar a todos os restaurantes e nenhuma pesagem semanal. Não há obsessão sobre quantos gramas de um determinado nutriente é em sua refeição da manhã.

De fato, seguir dietas que só rastreiam as calorias pode prejudicar a meta de perda de peso porque 400 calorias de batatas fritas não afetam seu corpo da mesma forma que 400 calorias de fatias de maçã frescas. Só faz sentido quando visto dessa perspectiva.

O que tudo isso significa no final? Bem, a dieta Paleo de hoje é essencialmente uma interpretação saudável e bem pensada do que tornou nossos primeiros antepassados mais saudáveis do que somos hoje. Significa um retorno a uma alimentação mais limpa, mais rica em nutrientes e, no final, fazendo escolhas simples e sensatas.

Qualquer pessoa pode fazê-lo e deve, se quiser viver uma vida mais longa, mais saudável e mais produtiva.

Capítulo 1 – A Fundação Paleo

Comprovado para ajudar na perda de peso (estudos novamente têm mostrado que a dieta Paleo associada ao exercício realmente produz melhores resultados de perda de peso a longo prazo do que muitas das outras dietas atualmente disponíveis no mercado), para garantir que você tenha os blocos de construção para os músculos e esteja na melhor saúde de sua vida, a alimentaçãoPaleo é o melhor em dietas "básicas". Em coordenação com o exercício regular, tem ajudado dezenas de milhares de pessoas a atingir seu potencial.

A fundação também é simples - nossos corpos não evoluíram ou mudaram substancialmente desde a era paleolítica. Embora a maneira como vivemos nossas vidas e como obtemos nossa comida tenha mudado drasticamente, é claro, com técnicas de processamento de alimentos e avanços na agricultura evoluindo exponencialmente, nossa química corporal essencial e nossos sistemas internos que nos permitem digerir e usar alimentos como combustível não mudou com eles.

O humano médio do Paleolítico tinha os mesmos órgãos internos e eles trabalhavam como os nossos. Então, por que eles eram geralmente mais musculosos e menos acima do peso do que nós? Por que eles sofrem menos com as doenças que fazemos, como diabetes, doenças cardíacas, etc.?

Parte disso tem a ver com o estilo de vida, é claro. Eles não tinham nenhuma das conveniências modernas que fazemos hoje e, é claro, eles literalmente lutavam para colocar comida em suas mesas. No entanto, o Dr. Voetglin também atribuiu isso ao que eles colocavam em suas mesas e, posteriormente, em seus corpos.

Com o advento da agricultura, os primeiros homens paleolíticos deixaram de ser caçadores-coletores - sempre em movimento, seja rastreando e capturando os animais que usavam para a carne ou fora dos campos, e florestas reunindo raízes e frutos para complementar suas reservas de alimentos- para se estabelecer em um lugar, plantar e colher e manter animais em rebanhos.

Avance alguns milênios e você terá a dieta dependente de grãos e açúcar da moderna América do Norte. Combinado com o quão estático e imóvel é o nosso estilo de vida - você nem precisa sair de casa para comprar alimentos em muitas cidades; um clique e eles são entregues à sua porta e temos o ambiente perfeito para a explosão da obesidade e das doenças de hoje.

Por que Grãos Podem Causar Problemas de Saúde e Peso

Quando falamos de grãos, estamos falando de tudo, desde o seu cereal até os pães. Qualquer coisa feita com trigo, centeio, etc O problema com os grãos é que eles são compostos de carboidratos e muitos carboidratos causam problemas de açúcar em seu sangue. De lá, ele se compõe e causa ganho de peso.

A ciência disso, de maneira simplista, é que seu corpo só pode converter tantos carboidratos em açúcar que podem ser usados para energia em um nível celular. Muitos carboidratos significam muito açúcar e isso eleva os níveis de açúcar no sangue (o índice glicêmico). O corpo então libera insulina para controlar o açúcar no sangue a um nível administrável.

O que não pode controlar tem que armazenar em células adiposas.

As células podem se tornar resistentes aos efeitos da insulina ao longo do tempo e parar de fazer o que devem fazer, o que significa deixar a insulina baixar os açúcares. Então, seu corpo combate isso produzindo mais insulina, levando os açúcares para as células de gordura. Diabetes Tipo II, ganho de peso e semelhantes.

Outra característica específica da maioria dos grãos é que eles contêm glúten e lecitinas. O glúten é uma proteína encontrada em grãos como centeio, trigo e cevada. A intolerância ao glúten é responsável por toda uma série de condições crônicas, como dermatite, dor nas articulações, problemas reprodutivos, refluxo ácido e afins.

Lecitinas ocorrem naturalmente, mas são toxinas em grãos destinados a proteger a planta de ser comida. Irônico não é? Literalmente as lecitinas são voltadas para nos impedir de consumir o grão. Não letal, no entanto, as toxinas causam estragos no trato gastrointestinal de uma pessoa, impedindo-a de se recuperar do desgaste normal. Tal como acontece com a intolerância ao glúten, lecitinas são responsáveis por uma série de problemas gastrointestinais que assolam a sociedade moderna (Síndrome do Cólon Irritável é um deles).

Por que Açúcar Pode Causar Problemas de Saúde e de Peso

Açúcar tornou-se tão prevalente em nossa cultura que existe até mesmo nos nossos alimentos salgados. A dependência do açúcar é, aos olhos de alguns, uma epidemia. Embora nossos corpos precisem de açúcar (para queimar calorias e fornecer energia para nossas células), estamos negligenciando nossos corpos a ponto de essas células estarem implorando por ajuda para processar a sobrecarga.

Diabetes, doenças inflamatórias, até mesmo acne, atormentam nossas vidas e continuam piorando a cada geração. A dieta Paleo elimina todo o açúcar, exceto o que ocorre naturalmente nas frutas e legumes frescos consumidos.

Por quê? Bem, o açúcar é um cristalzinho complicado. Por um lado, é um carboidrato simples (o que todos os outros carboidratos são convertidos nas células), necessário para o seu corpo criar energia para sobreviver. Você precisa disso para sobreviver.

Onde os problemas começam é quando consumimos açúcar ou açúcares artificiais. Não é necessário incluir alimentos açucarados em sua dieta se você estiver obtendo de fontes naturais. E lembre-se de grãos? Bem, como mencionado, eles são eliminados na dieta Paleo em parte porque eles são carboidratos e carboidratos convertidos em açúcares, aumentando a quantidade que você está consumindo.

Demasiado açúcar pode causar inflamação em todo o corpo, não apenas nas articulações. É a reação exagerada do corpo ao sistema imunológico, combatendo o que ele percebe serem ameaças. Pode causar o que é chamado de "picos" em seus níveis de açúcar no sangue, criando a espiral descrita anteriormente.

Além disso, alimentos com alto teor de açúcar contêm um alto teor calórico e, se essas calorias não são queimadas, elas são armazenadas como gordura. Além disso, as calorias vazias podem contribuir para as deficiências nutricionais e definitivamente causam cáries. O açúcar fornece uma fonte de energia facilmente digerível para as bactérias ruins em sua boca.

O açúcar é dividido em dois açúcares simples antes de entrar na corrente sanguínea do trato digestivo: glicose e frutose. A glicose é encontrada em todas as células vivas do planeta, mas não é necessária em sua dieta. Se não o fizermos em nossas dietas, nossos corpos podem produzi-lo.

Frutose não tem valor redentor e prejudica em grandes quantidades, pois é armazenado em seu fígado, se o seu sistema está sobrecarregado com ele. Um pouquinho, digamos, de um pedaço de fruta, será transformado em glicogênio e armazenado para uso futuro.

Mas se o fígado já está "cheio" de capacidade com glicogênio, comer mais açúcar o sobrecarrega e é forçado a converter a frutose em gordura dentro do fígado. Isso leva a um "fígado gordo". Condição mais frequentemente associada a alcoólatras, o fígado gorduroso está aumentando devido ao nosso estilo de vida ocidental "doce".

Cortar o açúcar para a dieta Paleo tem outro benefício importante para a saúde: pode ajudar a diminuir o colesterol. Por décadas, sempre se pensou que as gorduras "ruins" ou saturadas eram a causa do colesterol alto, o precursor das doenças cardíacas.

Estudos recentes provaram que é um equívoco e que na verdade é o açúcar que é um dos principais impulsionadores da doença cardíaca por causa dos efeitos nocivos da frutose no metabolismo dentro das células.

Capítulo 2 – As diretrizes da dieta Paleo

Para garantir que você aproveite ao máximo a dieta Paleo, há várias orientações que você pode seguir. E lembre-se antes de iniciar qualquer dieta ou regime de exercícios, verifique com seu médico que é seguro para você fazer isso.

Seu primeiro passo será limpar seus armários, despensa e geladeira. Doe para o banco de alimentos ou encontre um amigo que aprecie a comida, se puder. Ou talvez para ser frugal, tente terminar o que está lá agora antes de ir para compras e então você pode comprar com pensamento Paleo.

Você estará eliminando as guloseimas açucaradas, os jantares processados, pré-embalados, o refrigerante - você não os quer mais nem precisa deles. Você estará limpando sua dieta.

Em seguida, faça sua lista de compras com base na seguinte base de alimentos:

1. Carnes: carne de vaca, frango, porco, etc.

2. Peixe e Crustáceos: salmão, truta, arinca, camarão, marisco, etc.
3. Ovos
4. Legumes: brócolis, couve, pimentão, cebola, cenoura, tomate, etc.
5. Frutas: maçãs, laranjas, bananas, etc.
6. Nozes e sementes: amêndoas, nozes, etc.
7. Gorduras e óleos saudáveis: manteiga, óleo de coco, azeite, etc.

Ao comprar qualquer coisa da lista acima, é importante tentar comprar a mais fresca e natural das opções oferecidas. Isso significa carne orgânica de pastagem ou maçãs sem agrotóxicos e similares. Quanto mais orgânico melhor. Agora você também pode se preocupar com a sua pegada de carbono, então compre a diretriz se quiser.

Pode levar algum tempo para se acostumar, mas sua dieta também deve ser rica em gordura, moderada em proteína animal e baixa a moderada em carboidratos. (Eu sei que não disse carboidratos, mas você verá o que quero dizer brevemente).

Outra coisa que talvez seja diferente é que não há contagem de calorias nem controle de porção, como com qualquer coisa, coma com moderação. Ouça seu corpo. Quando sinalizar que você está cheio, coloque o utensílio para baixo.

Quando se trata de gorduras, não tenha medo de comer quantidades generosas - o óleo de coco e a manteiga são bons exemplos das gorduras que darão ao seu corpo o combustível certo. Apenas certifique-se de que eles são de fontes de alta qualidade.

As porções são guiadas livremente pelo grupo de alimentos específico. Boas quantidades de proteína animal devem ser consumidas. Cortes gordurosos são bons e cada refeição que inclui este tipo de proteína precisa incluir uma gordura. Outra boa prática é usar os ossos para fazer estoques e caldos para receitas.

Vegetais frescos ou congelados podem ser servidos em porções generosas. Cozido ou cru, não importa, apenas mais uma vez, certifique-se de servi-los com algum tipo de gordura. E é aí que você pode compensar a perda de grãos e seu conteúdo de fibras. Use batata-doce para fornecer não apenas a fibra, mas também uma boa fonte de carboidratos não tóxicos.

Frutas e nozes devem estar em menor escala por porção. Você também precisa procurar aqueles que fornecem o menor teor de açúcar, mas também são ricos em antioxidantes. Quando se trata do tipo de nozes que você escolhe, procure por aquelas ricas em ômega-3, pobres em ômega-6 e pobres em gorduras poliinsaturadas (nozes de macadâmia se encaixam nessa conta). Por favor, note: Se você tem uma doença auto-imune, problemas digestivos ou quer acelerar a perda de peso, elimine esta categoria de alimentos.

A escolha de proteína animal deve ser guiada pelo "mais puro, melhor". Bovinos de gado que pastam em pastos livres de pesticidas ou ovos de galinhas caipiras valem o custo. Se for impossível comprar esses tipos, sejam problemas de disponibilidade ou seu orçamento limitado, certifique-se de procurar cortes finos de carne ou ovos enriquecidos com Ômega-3 e complementar a fonte de "boa gordura" perdida com óleo de coco ou manteiga.

Lista dos Não-Não

Como você já leu, os grãos não devem mais fazer parte de seus planos de refeição. Isso significa que não há pães, cereais, doces e assim por diante. Além disso, legumes como feijão, ervilhas, soja e amendoim não estão no cardápio.

Corte quaisquer óleos hidrogenados ou mesmo parcialmente hidrogenados e vegetais. Isso significa que nenhum girassol, milho ou óleos vegetais ou margarina, para citar alguns. Óleos de oliva ou abacate são bons para você, mas não cozinhe com eles (tem a ver com a forma como eles quebram em alta temperatura). Apenas empregue-os como chuviscos ou curativos.

Açúcar adicionado de qualquer tipo devem sair. Portanto, não compre refrigerantes, caixas de suco, concentrado congelado, e essas são apenas as fontes mais óbvias. Verifique as etiquetas quanto ao teor de açúcar. E fique longe de biscoitos, barras, etc. embalados. A regra é se ela é embalada em uma caixa, deixe na prateleira.

Laticínios além da manteiga (e talvez do creme de leite) não fazem parte da dieta Paleo, mas se você achar que não pode viver sem ela, pense em comprar apenas produtos crus, gordurosos ou fermentados.

Quando Estiver com Fome

O que? Diga isso de novo. "Coma quando estiver com fome." Não aposto que muitas dietas em que você esteve fizeram disso uma regra.

Uma das regras do senso mais comum, se você pode chamar assim, essa crença da dieta Paleo é baseada na idéia de que você precisa ouvir o seu corpo. Isso também se aplica a parar de comer quando seu corpo diz que está cheio. Muitas pessoas que lutam com seu peso na verdade colocaram seus sistemas tão fora de sincronia, sobrecarregando-os com açúcar que eles romperam o centro de saciedade de seus cérebros. Isso significa que eles nunca se sentem saciados ou cheios.

Esta parte ficará mais fácil com a eliminação de açúcares. Você estará permitindo que seu cérebro o avise quando estiver realmente com fome e saberá quando estiver satisfeito. E se você pular uma refeição ou duas, o que acontece na vida agitada de todos, não se preocupe. Ao contrário de outros planos, a dieta Paleo não gira em torno de seis pequenas refeições por dia ou três grandes. É sobre o ritmo natural do seu corpo.

Estresse e Alimentação

Até agora, você sabe as várias maneiras as quais o estresse tem um efeito negativo em nossas vidas. É provavelmente um tema de pelo menos um programa de notícias por dia, de onde quer que você esteja. É difícil dizer se temos "mais" stress do que as pessoas do Paleolítico - fugir de um carnívoro faminto e feroz com apenas uma lança para defesa seria bastante estressante, eu acho -, mas temos diferentes tensões e eles estão vindo para nós em um fluxo mais constante do que nunca.

Como qualquer outro programa de bem-estar, a dieta Paleo funcionará melhor se você eliminar tantos estresses da sua vida quanto possível. Então, talvez ceda e deixe seu filho pegar o ônibus para a escola. Você pode se dar alguns minutos sozinho para estar pronto para o dia no trabalho. Ou experimente uma aula de ioga no centro de recreação local. Muitos deles permitem que você pague e alguns até oferecem uma aula grátis para experimentá-lo. O Yoga, em particular, proporciona exercícios e meditação, além de ser uma introdução mais suave à atividade, se você não estiver se exercitando há algum tempo. Pequenas coisas ajudam.

E tenha uma boa noite de sono, as oito horas que sua mãe lhe contou há anos. Isso significa preparar a cama adequadamente: desligue a TV, o iPad, o laptop e o smartphone pelo menos uma hora antes de rastejar sob os lençóis. Outra dica é tentar fazer da hora de dormir um horário consistente a cada noite (ou dia, se você trabalhar em turnos). Talvez até mesmo comprar alguns novos lençóis de alta qualidade como um deleite. Pode ser o incentivo que você precisa para adormecer mais rapidamente. Para ajudar nutricionalmente, você pode querer considerar adicionar alguns suplementos à sua dieta agora. A vitamina D e probióticos são sugeridos para complementar a dieta Paleo. Você também deve pensar em obter seus níveis de magnésio, iodo e vitamina K checados. Mais uma vez, consulte o seu médico antes de começar a tomar qualquer tipo de suplementos.

Capítulo 3- Receitas da Dieta Paleo

Agora as coisas divertidas: fazer as refeições. Lembre-se, você sempre pode adaptar suas receitas favoritas à dieta Paleo, encontrando substitutos que se encaixam no plano alimentar. A farinha de amêndoa pode ser usada no lugar da farinha de trigo para fazer um pão de microondas rápido e fácil. Cenouras picadas podem ser usadas no lugar do açúcar branco em suas receitas favoritas de molho de espaguete. É tudo sobre tentativa e erro.

A seguir, apenas algumas receitas que incorporam os ingredientes da dieta Paleo. Espero que eles agardem, mas você sabe que também pode experimentar o seu. Lembre-se que não existe apenas uma forma de "Paleo". Pode ser guiado pela disponibilidade regional e tradições pessoais.

Abobrinha e Ovos

Comece o seu dia com esta incomum e gostosa combinação.

2 colheres de chá de óleo de coco

1 pequena abobrinha, cortada em fatias finas

1 ovo batido

Sal e pimenta a gosto

Aqueça uma pequena frigideira em fogo médio. Despeje o óleo e refogue a abobrinha até ficar macia. Espalhe a abobrinha em uma camada uniforme e despeje o ovo batido por cima, cobrindo-o. Cozinhe o ovo até ficar firme e tempere com sal e pimenta a gosto.

Salada de espinafre, frutas e nozes

Combinando um número de Paleoelementos, este é um prato delicioso ou um ótimo almoço.

Espinafre, de 2 a 3 onças(em gramas, de 60 a 80)
1 laranjanavel, descascada e cortada em pedaços pequenos
1 maçã império, descascada e cortada em pedaços pequenos
Grande punhado de metades de noz
½ c cebola roxa picada
Na tigela, misture os ingredientes; misture com o seu molho favorito de azeite e vinagre.

Berinjela

Dieta Paleo pode até incorporar diversão
1 berinjela grande
1 dente de alho
¼ colher de sopa de azeite extra-virgem
2 colheres de sopa de suco de limão
½ colher de chá de sal
Pitada de pimenta caiena
Pitada de páprica
Corte quatro fendas profundas de 1 polegada espaçadas uniformemente na berinjela; Coloque o alho na assadeira e asse em 450 graus até que o alho esteja macio e a berinjela esteja dourada e o

garfo tenro. Descasque a berinjela e retire os grandes cachos de sementes. Transfira para uma tigela de tamanho médio. Espremer os brotos de alho individuais do cravo com a berinjela e com um garfo, amasse bem. Bata no óleo, suco de limão e pimenta de Caiena. Sirva como um mergulho para vegetais.

Espetinhos de Cordeiro

Uma famosa alternativa à carne vermelha, a qual é Paleo
½ xícara de castanhas de caju cruas ou amêndoas
6 pimentas verdes, sem sementes e picadas
½ cebola picada
2 colheres de sopa de gengibre picado
2 colheres de sopa de manteiga derretida
1 ovo
1 gema de ovo
1 ¾ colher de chá de sal
1 colher de chá de açafrão
½ colher de chá de pimenta branca
¼ colher de chá de pimenta de Caiena

¼ colher de chá de cardamomo moído, canela, cravo moído, cominho moído, noz-moscada e pimenta preta

1 ½ cordeiro moído

1/3 c de coentro picado

No processador de alimentos, bata juntos castanha de caju, pimentão, cebola, gengibre e manteiga até obter uma pasta lisa. Em uma tigela grande, bata o ovo com gema extra; bata na mistura de caju e em todas as outras especiarias moídas até ficar bem misturado. Adicione cordeiro e coentro e com as mãos untadas ou uma colher de pau, misture bem. Leve à geladeira por pelo menos 2 horas (até um máximo de 24). Com as mãos umedecidas, formar 16 bolas, usando ¼ xícara da mistura de cordeiro para cada um. Forma cada um em forma de salsicha de 4 polegadas de comprimento e coloque em espetos. Grelhe até não estar mais rosa no centro (em um churrasco, cerca de 10 minutos).

Tilápia ao Limão e Pimenta

Um dos tipos mais populares de peixe, esta é uma receita fácil de preparar quando você não tem muito tempo.
¼ xícara farinha de amêndoa
½ colher de chá de tempero de pimenta e limão
2 filés de tilápiagraúdos
1 colher de chá de manteiga sem sal
Misture junto a farinha e tempero de pimenta e limão, em seguida, mergulhe cada filé de peixe na mistura de farinha. Em uma frigideira quente, derreta a manteiga. Deixe cair no peixe e cozinhe por cerca de quatro minutos por lado ou até ficar levemente marrom. Sirva imediatamente.

Salada de Peito de Frango ao Alecrim

Marinado:
1 colher de sopa de alecrim fresco picado ou 2 colheres de chá de orégano seco
1 colher de sopa de azeite virgem extra
½ colher de chá de sal e pimenta

Salada Sugerida Verdes
6 xícaras de Mistura de alface italiana (como escarola, endívia e romaine)
1 xícara tomates cereja cortados ao meio
Na tigela, bata os ingredientes da marinada. Adicione o frango e role para cobrir. Deixe marinar por pelo menos 30 minutos ou, refrigerado, por até 24 horas. Grelhe o frango em fogo médio-alto, virando uma vez. Quando já não estiver cor de rosa na parte mais grossa, retire do fogo e corte em tiras finas. Sirva com salada e monte-o na melhor combinação.

Ensopado de Forno

Um prato saudável para servir em uma noite fria (e ótimo para as sobras).
2,25 libras(1 quilograma) de carne bovina guisada, tamanho médio de corte ou maior
2 cebolas médias, cortadas em quartos
5 batatas médias, picadas
5 cenouras médias picadas
2 aipos, cortados

28 onças(ou aproximadamente 800 gramas) detomates ensopados (se não for caseiro, certifique-se de que não há adição de açúcar)
2 xícaras de caldo de carne (de preferência caseiro)
1 colher de chá de suco de limão
½ colher de chá de sal
1 colher de chá de pimenta

Coloque os cinco primeiros ingredientes em um torrador de tamanho médio. Misture os ingredientes restantes juntos em uma tigela. Despeje sobre o conteúdo do torrador e cubra. Asse em 400 graus durante quatro horas até ficarem macias.

Salada de Frutas

Porque todos ansiamos por algo doce, isso deve satisfazer seu desejo por doces.
2 laranjas, descascadas e picadas
1 cacho uvas vermelhas sem sementes
½ xícara de metades de cereja sem caroço
¼ xícara de passas douradas
¼ xícara de tâmaras sem caroço e cortadas
¼ xícaras de metades de noz

Combine todos os ingredientes em uma saladeira grande e misture delicadamente para combinar. Deixe para permitir que os sucos se misturem e criem uma combinação natural.

Conclusão

Agora você está pronto(a) para começar a se sentir melhor e perder peso usando os apontamentos e dicas deste livro. Lembre-se de que você deve sempre aprovar qualquer mudança na dieta com seu médico antes de prosseguir. Mas as chances são de que ele ou ela vai ficar feliz simplesmente que você está tomando o controle de sua saúde e eliminando o açúcar.

De se livrar do açúcar para comer quando você está com fome, é uma dieta relativamente simples de seguir. Em poucos dias, você nem vai sentir que está fazendo dieta. E a energia, a cintura mais fina e a pele melhor vai mantê-lo comendo como um "homem das cavernas" para o resto da sua vida, tenho certeza.

Lembre-se: é tudo sobre comer simplesmente, mais naturalmente. Então leia aqueles rótulos (o açúcar espreita em todos os lugares) e tente comprar orgânicos, alimentados com capim, caipira e assim por diante. Você ficará surpreso com o que você está perdendo apenas no gosto desse tipo de comida.

É um caminho de volta para dieta básica, mas é maravilhosamente gratificante e deve realmente servir para refrear os desejos que você pensou que nunca iria parar. Como discutido, o açúcar gera desejos por açúcar. Sem ela, o corpo se equilibrará e tudo o que você terá que fazer é quebrar o hábito psicológico.

E você não vai sentir falta de bebidas açucaradas e barras de chocolate. Mas se você fizer isso, qualquer bom fazedor de dieta sabe que uma fraude de vez em quando não é o fim do mundo. Na verdade, pode garantir que você não apenas jogue a toalha e desista.

Quando se trata de receitas, tente encontrar maneiras de substituir os ingredientes da dieta Paleo para o habitual. Você pode até fazer um pão sem fermento se usar uma farinha de nozes como amêndoa. Há tantas opções, tudo que você precisa fazer é pesquisar um pouco.

Lembre-se de reescrever sua lista de compras com o Paleo em mente. E uma dica para compras de supermercado que chegou ao conhecimento público nos últimos anos é comprar fora do supermercado. As "coisas ruins" estão nos corredores centrais.

Se você tomar conhecimento da próxima vez que estiver em sua mercearia local, verá que toda a comida "fresca" está de fato na parte externa da loja, das carnes até os legumes. Então fique com esses departamentos e você vai encher facilmente seu carrinho com itens de dieta Paleo.

Não é bom saber que na dieta Paleo você não está realmente comendo como um homem das cavernas? Não é apenas carne vermelha e vegetais de raiz. É uma opção nutricionalmente saudável para quem está sofrendo com muitas das doenças mais prevalentes de hoje e é uma maneira saborosa e inteligente para ir perder peso.

Depois de ter estado na dieta por um mês, você deve ter energia aumentada. Então, esse seria o momento perfeito para introduzir uma nova aula de fitness, talvez. Ou, se você não gosta de configurações de aula, tente uma aula de ioga na web. Qualquer tipo de movimento e exercício vai acelerar sua perda de peso.

Mais uma coisa. Não se esqueça de não apenas comer direito. Você também precisa usar as dicas dadas no livro sobre ter uma boa noite de sono e ter tempo para organizar sua vida e diminuir o estresse. Adquira um hobby, leia um livro ou vá passear.

Pelo menos a dieta Paleo não aumentará o estresse. Com base no fácil acesso a alimentos reais e simples o suficiente para que até mesmo uma criança possa desfrutar, a dieta Paleo em breve será tão fácil que você vai estar se perguntando por que você não fez isso antes.

Parte 2

Introdução

Quero agradecer e parabenizá-lo pela compra do livro.
Este livro contém etapas e estratégias comprovadas sobre como ter um estilo de vida saudável através das maravilhas de Dieta Paleolítica. Neste livro, você aprenderá as maravilhas da Dieta Paleo. No final deste livro, sua aparência vai melhorar e você vai sentir absolutamente maravilhoso devido a todos os benefícios da Dieta Paleo. Eu garanto que você verá muitos benefícios deste livro e sua vida será virada de cabeça para baixo. O que você está esperando?! Comece a ler!
Obrigado novamente por adquirir este livro, espero que você goste!

Capítulo 1: Introdução à Dieta Paleo
Início da Dieta Paleo

Dieta Paleo surgiu em 1980, mas sua eficácia como um programa de perda de peso só foi reconhecida recentemente. É uma dieta para perda de peso baseada em como nossos ancestrais comiam durante a Era Paleolítica. Daí o nome Dieta Paleo.

Durante a Era Paleolítica ou Velha Idade da Pedra, nossos ancestrais só comiam alimentos que conseguiam por meio de caça ou coleta. Sua dieta habitual era composta principalmente de frutas, legumes, peixes e carnes. No entanto, a maioria de suas refeições principais eram mais de peixes e carne. Frutas e legumes compunham seus lanches.

Suas refeições eram geralmente cruas, sem tempero e não processadas. Eles também comiam apenas quando estavam com fome e paravam de comer quando estavam cheios. Eles não observaram um horário ou cardápio estrito de refeições.

Outra diferença significativa na dieta dos primeiros humanos foi a ausência de grãos. Durante o período paleolítico, a agricultura não era praticada. Nossos ancestrais não plantavam sua própria comida nem criavam seu próprio gado ou aves domésticas. Eles comiam animais e plantas selvagens, que não estavam expostos a muitos produtos químicos sintéticos tóxicos.

Apesar de sua ingestão instável de alimentos, a maioria dos nossos ancestrais viveu por mais de 100 anos. Muitos cientistas acreditavam que era por causa de sua dieta. Eles também acreditavam que era a razão pela qual os primeiros humanos eram musculosos, magros e saudáveis.

Quando a dieta Paleo surgiu, ela foi considerada ineficaz por muitos nutricionistas. Especialistas alegaram que a dieta paleolítica era eficaz para os primeiros humanos porque eles não foram expostos a muitos radicais. Seus genes eram projetados para se adaptar ao clima e outros fatores durante aquela era. As pessoas modernas têm genes diferentes, que são projetados para se adaptar aos fatores que estão presentes hoje.

Depois de descobrir a razão pela qual ela não foi eficaz, os nutricionistas tentaram corrigir a dieta e a projetaram para se adequar à era atual.

Assim, hoje, a dieta Paleo é resumida como uma dieta em que você:

1. Come mais carne durante as refeições principais.

2. Come mais frutas e legumes como lanches.

3. Come comida orgânica.

4. Coma mais comida crua ou não cozida.

5. Coma apenas quando estiver com fome.

Benefícios da Dieta Paleo

Depois de décadas estudando a dieta paleo, nutricionistas e especialistas em nutrição acreditam que essa dieta pode fazer maravilhas para o corpo. Aquiestãoalguns dos benefícios comprovados da dieta paleo:

1. Ela melhora o sistema imunológico.

O menu habitual da dieta paleo é composto por frutas e legumes frescos. Frutas e legumes frescos são ricos em vitamina C, E, K e A. Essas vitaminas são essenciais para fortalecer o sistema imunológico.

2. Eles fortalecem o coração e curam a hipertensão.

Algumas pessoas pensam que a dieta é ruim para o coração porque é composta principalmente de carne. No entanto, a dieta paleo exige que a carne seja orgânica. Carnes orgânicas são ricas em óleos ômega e contêm apenas gordura monoinsaturada. Esses nutrientes comprovadamente ajudam a fortalecer o coração e curam a hipertensão. Além disso, a adição de frutas e legumes na dieta também ajuda a minimizar a inflamação no coração e no sistema circulatório.

3. Mantém a pele jovem e saudável.

Alguns podem questionar o efeito das dietas paleo na pele. Carnes são erroneamente associadas com pele de tom irregular e acne. Não existem estudos que ligam diretamente carnes a problemas de pele. De fato, os óleos da carne orgânica são considerados os melhores para nutrir as glândulas da pele. Glândulas da pele saudável ajudam na remoção das toxinas do corpo.

As frutas e legumes orgânicos também são ricos em vitamina A, C e E, que são ótimos para manter a pele jovem e saudável.

4. Ajudam você a perder peso.

Alguns podem pensar que, porque a dieta é composta principalmente de carne, isso fará com que você ganhe peso. De alguma forma, essa observação é verdadeira. No início, a dieta irá ajudá-lo a ganhar peso, mas é porque ela está tentando fazer com que seu corpo se adapte à dieta.

Ao continuar com a dieta, você começará a perder peso. Isso é porque você não estará introduzindo gordura saturada e altos carboidratos em seu sistema. Gordura saturada, colesterol e carboidratos são uma das principais razões pelas quais você ganha peso. Se você mudar para a dieta Paleo, irá parar de introduzi-los em seu corpo.

As frutas e legumes da dieta também ajudarão a fortalecer seu sistema digestivo. Um sistema digestivo saudável ajudará a expulsar elementos nocivos e toxinas do corpo.

5. Isso ajuda você a dormir melhor.

Durante a semana de transição, você pode ter problemas para dormir. Isso é por causa das alterações de humor, depressão temporária e/ou ansiedade provocadas pelas mudanças em seu corpo. No entanto, à medida que você continua com a dieta, você pode dormir melhor. Carboidratos produzem energia. Quanto mais carboidratos você ingere, mais energético você se torna. Isso pode fazer com que você fique hiperativo à noite. Como a dieta paleo não tem muitos carboidratos, sua energia pode ser regulada, especialmente à noite.

Benefícios Médicos da Dieta Paleo

Dieta paleo também é usada para ajudar pessoas com certas condições médicas, como as listadas abaixo.

Diabetes

As pessoas diabéticas são aconselhadas a observar uma dieta com baixo teor de gordura, carboidrato e açúcar. A dieta paleo se encaixa em tudo isso.

Embora a dieta seja rica em proteínas, ela é pobre em gordura porque elimina os laticínios. Carne magra tem baixo teor de gordura. A dieta também não inclui grãos ou produtos feitos a partir de grãos. Grãos são ótimas fontes de carboidratos e açúcar. Assim, a pessoa diabética pode desfrutar da dieta paleo sem muita preocupação.

Doença Celíaca

A doença celíaca refere-se à hipersensibilidade do intestino delgado ao glúten. Pessoas com esta doença devem comer apenas alimentos sem glúten. O glúten é geralmente encontrado em grãos. Já que a dieta Paleo elimina grãos de seu alimentos permitidos para comer, pode ser uma boa dieta para pessoas com doença celíaca.

Anemia

Anemia é uma condição médica que faz com que uma pessoa tenha poucas hemoglobinas ou glóbulos vermelhos. Para ajudar a aumentar a hemoglobina, suplementos de ferro são frequentemente receitados ao paciente. Carnes vermelhas também são ótimas fontes de ferro. A proteína também é essencial para manter a produção de ferro no organismo. A dieta paleo é uma dieta rica em proteínas, portanto, pode ajudar na cura da anemia.

Transtornos de Hiperatividade

Alguns estudos recentes mostram que as dietas paleo podem ajudar a controlar a hiperatividade. Pode relaxar os nervos e equilibrar a química do cérebro. Muitos especialistas estão recomendando a dieta para pessoas com TDAH e outros transtornos de hiperatividade.

Pessoas que Deveriam Evitar a Dieta Paleo

Dieta Paleo pode ser uma boa dieta para muitos, mas pode não funcionar com algumas pessoas, especialmente aquelas que são mencionadas abaixo.

Mulheres com Síndrome Pré-Menstrual e em Perimenopausa ou Menopausa

A dieta paleo não é uma boa fonte de cálcio, portanto, pode causar osteoporose para aqueles que têm deficiência de cálcio. As mulheres com síndrome pré-menstrual ou aquelas que estão passando pelos estágios da menopausa não produzem estrogênio suficiente. O estrogênio é essencial na produção de cálcio em mulheres. Observar a dieta pode aumentar o risco de osteoporose.

Pessoas com Síndrome da Fadiga Crônica

Síndrome da fadiga crônica (SFC) é um distúrbio que faz com que o paciente fique extremamente cansado. O paciente deve aumentar sua energia para reduzir a fadiga. Para produzir energia, ele precisa ingerir grande quantidade de carboidratos. Paleo é uma dieta baixa em carboidratos e pode piorar a doença.

Pacientes com Fibromialgia

A fibromialgia é uma condição médica semelhante à SFC. No entanto, a fibromialgia é acompanhada por dores esqueléticas generalizadas, depressão e síndrome do intestino irritável. A dieta Paleo provou ter efeitos adversos em pessoas com esta doença porque intensifica os sintomas.

Atletas em Treinamento de Velocidade

Atletas como nadadores, jogadores de basquete ou aqueles que participam de esportes que exigem velocidade não devem estar sob a dieta paleo. A dieta paleo é boa para desenvolver os pontos fortes dos atletas, mas os deixa lentos. Mais uma vez, o culpado é a falta de carboidratos. Sem carboidratos, o corpo não terá combustível para produzir energia. Isso pode fazer com que o atleta se canse facilmente ou desacelere.

Capítulo 2: Alimentos para Comer e Evitar
Como determinar qual alimento comer e qual evitar?

Especialistas desenvolveram um sistema para saber se o alimento deve ser incluído ou não na dieta. Aquiestá a lista de verificação:

1. Deve ser rico em proteínas.

2. Deve ser rico em gorduras monoinsaturadas e poliinsaturadas.

3. Deve ser rico em potássio.

4. Deve ser rico em vitaminas e minerais, especialmente em A, C, E, K, iodo e zinco.

5. Deve ser mais alcalino e menos ácido.

6. Deve ser rico em antioxidantes.

7. Não deve ser processado ou embalado.

8. Deve ser baixo em sal ou sódio.

9. Deve ser baixo em açúcar. O alimento deve ter uma baixa pontuação no

índice glicêmico (idealmente, menos de 55).

10. E, deve ser baixo em carboidratos. Os carboidratos devem ser inferiores a 10 gramas.

Qualquer alimento que falhe em qualquer um dos números de 7 a 10 deve ser excluído da dieta.

Abaixo está a lista de alimentos para comer e evitar:

Alimentos para Comer Muito	Alimentos para Comer com Moderação	Alimentos para Excluir
Carne Claras de ovo Peixes Frutos do mar	Vegetais com amido selecionados, como:	Grãos Leite e seus Derivados Lentilhas Vagens, incluindo

Frutas vermelhas	Abobrinha	amendoim
Vegetais de folhas verdes	Abóbora	Alimentos processados
Tomates	Beringelas	Tofu
Pepino	Cenouras	Adoçantes artificiais
Cebola	Brócolis	Açúcar
Alho	Couve-flor	Batatas (comuns ou doces)
Pimenta	Beterrabas	Junkfood
Especiarias	Inhames	Alimentos muito salgados
Frutas cítricas	Milho	Frutas e legumes cristalizados, em geleias e em conserva
Maçã	Nozes selecionadas como:	
Pera		
Banana	Macadâmia	
Óleo que contém gorduras Monoinsaturadas ou Poliinsaturadas	Amêndoa	Sucos de Fruta
	Avelã	Açúcares Refinados
	Frutos ricos em amido como:	Óleos Refinados
		Refrigerante
Azeite de oliva		Bebidas alcoólicas de
Óleo de coco	Banana	

	Goiaba Sementes Selecionadas como: Sementes de Abóbora Sementes De Melancia Sementes de Girassol Óleo de semente de gergelim Óleo de milho Vinho feito a partir de frutas fermentadas	grãos fermentados como cervejas e vinho de arroz

Conceitos Errôneos sobre Dieta Paleo

Existem muitas concepções sobre os alimentos incluídos na dieta. Alguns adeptos pensam que porque um alimento é incluído na dieta, eles devem comer muito dele. Isso pode ser verdade se você for diabético ou estiver usando a dieta para fins médicos. Lembre-se que a dieta paleo não é para perder peso. Perder peso é apenas um dos benefícios da dieta. Assim, se você quiser efetivamente perder peso, ainda precisa fazer o seguinte:

1. *Observe suas proporções.* Comer 180 gramas de carne por refeição não causará ganho de peso. Mas, se você comer 500 gramas de carne por refeição e não for extremamente ativo, provavelmente ganhará peso. Assim, você só deve comer uma certa proporção dos alimentos permitidos na dieta. Aqui está uma boa relação de quais devem ser as proporções de sua refeição:

- A carne deve ser de 35% a 45% da sua refeição.

- Vegetais de folhas verdes devem ser de 15% a 25%.

- Legumes ricos em amido permitidos devem ser de 10% a 15%

- Frutas devem ser de 20% a 40% do prato.

2. *Continue se exercitando.* A dieta paleo irá ajudá-lo a parar de ganhar gorduras ou fatores que fazem com que você ganhe peso. Exercício irá ajudá-lo a perder as gorduras existentes que estavam presentes antes de você observar a dieta. Se você confiar apenas na força da dieta, você levará mais de trinta dias para perder peso.

Capítulo 3: Transição para a Dieta Paleo

A transição para a dieta paleoé a etapa mais importante e mais difícil da dieta paleo. A semana de transição é os primeiros 10 dias do seu desafio de 30 dias.

O que Acontece Durante o Estágio de Transição

Durante a semana de transição, você elimina lentamente as coisas proibidas pela dieta. Normalmente, na primeira semana ou 7 dias, você limita os alimentos proibidos.

Eliminar grãos, açúcares e outros alimentos que você come normalmente pode afetá-lo fisicamente e mentalmente.

Se você não conseguir entender e superar os efeitos da transição, então você pode não perder peso com sucesso e tornar-se saudável através da dieta.

Aqui estão algumas das coisas que podem acontecer com você durante a transição.

1. *Você pode ficar exaltado ou irritável.*
   Durante a semana de transição, você come menos carboidratos do que costumava. Isso pode deixá-lo

insatisfeito com sua refeição. De acordo com os estudos, pessoas que ficam decepcionadas com a refeição, especialmente o café da manhã, provavelmente ficam irritadas ou mal-humoradas ao longo do dia.

Além disso, a diminuição súbita de carboidratos na sua dieta pode provocar mudanças de humor.

2. *Você pode sofrer falta de foco.* Especialistas dizem que as mudanças na dieta habitual ou a insatisfação com a nova dieta podem resultar em dificuldade na concentração, o que pode afetar seu desempenho em suas tarefas diárias ou trabalho. Você também pode ficar inquieto por causa da mudança nos horários de alimentação.

Enquanto estiver sob a dieta Paleo, você só pode comer quando estiver com fome. Isso pode atrapalhar sua rotina de fazer refeições em uma determinada hora do dia. Por exemplo, você costuma fazer suas refeições às 8h, às 12h e às 19h. Como a dieta exige que você coma apenas quando estiver com fome, pode ser que você tenha que pular o almoço. Na hora do almoço, você pode não ter certeza se vai almoçar ou não. Se você pular a refeição, você pode sentir falta ou descontente por não poder se concentrar em seu trabalho.

3. *Você pode ter problemas para dormir.* (Veja a discussão no Capítulo 1, em Benefícios da Dieta Paleo.

Coisas para Lembrar Durante o Estágio de Transição

1. *Vá com calma.* Quanto mais lento você faz a transição, menos você sente as mudanças em seu corpo. Você pode se sentir menos desconfortável. Quando você faz a transição lentamente, você desenvolve paciência. Isso pode ajudá-lo a resistir a alimentos não paleo durante o estágio paleo propriamente dito.

2. *Não espere perder muito peso.* Muitos adeptos da direta paleo desanimam porque a perda de peso é mínima. Durante a semana de transição, você pode apenas perder de 1 a 2 quilos. Você deve entender que durante a semana de transição, seu corpo ainda está recebendo muitos carboidratos e gorduras insalubres. Assim, você ainda está ganhando peso enquanto tenta perdê-lo.

Dicas para Ter uma Transição Bem Sucedida
1. *Limpe sua geladeira e despensa dos alimentos proibidos.* À medida que diminui a ingestão desses alimentos proibidos, você também deve diminuir a quantidade de alimentos não paleo que você tem em sua cozinha. É mais fácil ajustar suas refeições para se adequar à dieta paleo se você não tiver alimentos proibidos em sua despensa ou geladeira.

2. *Alternadamente, coma alimentos proibidos e seu substituto durante o dia.* Será difícil para um iniciante remover totalmente os alimentos proibidos que normalmente come durante o dia. Assim, os nutricionistas sugerem alternar os alimentos proibidos e o substituto durante as refeições.

Por exemplo: De manhã, você pode comer seu cereal, mas durante o almoço, você pode comer salada em vez de arroz ou macarrão. Durante o jantar, você pode comer uma pequena porção de purê de batata. No dia seguinte, você pode não comer grãos no café da manhã ou no almoço, mas apenas comer uma pequena porção de macarrão para o jantar.

3. *Procure ajuda de grupos de apoio.* Especialistas dizem que quem começa a dieta precisa de muito incentivo durante o estágio de transição. Encorajamento de outros

adeptos da paleo pode ajudar o iniciante a terminar o desafio de trinta dias e continuar a dieta.

4. *Cozinhe sua própria comida.* A única maneira de ter certeza de que você está comendo um cardápio paleo é cozinhando você mesmo. Isso significa que você pode ter que evitar comer refeições fora. Você também pode ter que resistir a participar de jantares por um tempo.

5. *Informe seus amigos ou as pessoas ao seu redor que você está em uma dieta Paleo.* Às vezes, a tentação de quebrar sua dieta pode vir das pessoas ao seu redor. Eles podem te oferecer um prato para comer que não é compatível com paleo porque eles não sabem que você está observando a dieta. Você deve informá-los que você está seguindo uma dieta paleo rigorosa, para que eles possam respeitar sua preferência e evitar quaisquer

equívocos sobre o seu comportamento.

Planos de Refeição da Fase de Transição de Dez Dias

Para ajudá-lo a começar sua fase de transição, você pode usar este plano de refeições. As receitas de alguns dos alimentos incluídos no plano serão incluídas no próximo capítulo.

Café da manhã	Almoço	Jantar
1 xícara de aveia com 2 colheres de sopa de leite 1 banana 1 xícara de laranja / toranja fresca espremida	1 prato de salada verde e folhuda 1 xícara de suco de tomate 1-180 gramas de peixe livre de	1 bife de filé mignon do tamanho de uma palma com molho ½ xícara de purê de batatas 1 xícara de suco de laranja

	mercúrio	
2 claras de ovos mexidas com ervas e especiarias

½ xícara de arroz de couve-flor

½ copo de leite | 1 peito de frango assado

1 xícara de brócolis cozido

1 xícara de suco de maçã | 1 180 gramas de salmão grelhado

Esparguete de abobrinha com óleo de alho

1 banana

1 xícara de vinho branco ou qualquer suco |
| Cereal Paleo

1 xícara de café/cacau/chá | 1rollnori de peixe e vegetais

1 xícara de suco de tomate | ½ xícara de lentilhas

1 carne de hambúrguer do tamanho da palma |

		com molho de vinho tinto
		½ xícara de frutas vermelhas
		1 xícara de suco de tomate
1 Burrito Paleo 1 xícara de suco de tomate	1 prato de salada de frango e abacate 1 xícara de suco de maçã	Fígado de cordeiro frito com cebola e uva caramelizada 1 xícara de arroz de abobrinha 1 xícara de suco de laranja

2 porções de muffins salgados de ovos 1 xícara de lavanda ou limão	1 porção de frango frito	1 porção de bolos de caranguejo ½ porção de salada de abóbora, tomate e abacate 1 xícara de suco fresco
1 xícara de aveia torrada com frutas vermelhas 1 xícara de chá	1 porção de salada de frango e pepino 1 xícara de suco fresco	1 porção de curry de carne 1 xícara de arroz de abobrinha 1 xícara de suco fresco
1 porção de batida de couve e manga	1 filé de frango frito do tamanho	1 xícara de salada de atum lascado

	de uma palma (frite usando óleo de coco) 1 xícara de arroz de couve-flor	3 biscoitos paleo de sal e pimenta 1 xícara de suco de tomate
1 porção de salada de ovo e tomate 1 xícara de suco de laranja fresco	1 porção de salada de sardinha e legumes com molho de abacate	1 peru assado do tamanho de uma palma 1 xícara de arroz de couve-flor ½ fatia de manga ou mamão 1 xícara de suco fresco
Panquecas de Canela	2 porções de pizza	Salmão grelhado

1 xícara de café ou chá	paleo 1 xícara de suco fresco	1 xícara de couve-flor cozida com molho branco 1 fatia de abacaxi
1 sopa chinesa de ovo com frango e legumes	1 porção de espaguete de abóbora em molho de tomate 1 xícara de suco ou vinho branco	2 espetos de kebab de carne e vegetais 1 xícara de sopa de creme de abóbora e coco

* Como você pode notar, as refeições dos últimos quatro dias da fase de transição já são compatíveis com a paleo. Durante estes dias, você ainda está autorizado a usar ingredientes que não estão incluídos na dieta, como você pode usar o óleo refinado para fritar ou usar leite de vaca ou creme de leite em vez de leite ou creme de coco ou amêndoa. No entanto, é altamente recomendável que você faça dos últimos dois dias estritamente paleo para uma transição breve para a dieta Paleo.

Capítulo 4: As Receitas
Receitas de Café da Manhã

Burrito Paleo

Ingredientes:
- 2 ovos, gemas e claras separadas
- 1 colher de chá de coentro
- 1 colher de sopa de pimentão vermelho
- ¼ xícara de sobras de carne de vaca (frango e carne preferencialmente)
- 1 colher de sopa de cebola picada
- 2 colheres de sopa de tomates fatiados
- ½ de um abacate pequeno, fatiado
- 1 colher de chá de coentro picado
- 1 colher de sopa de pimenta verde, opcional
- Sal e pimenta
- Azeite de oliva

Instruções:

Bata a clara até ficar espumosa. Adicione uma pitada de sal e pimenta. Aqueça uma frigideira antiaderente de 9" ou 10" em fogo baixo. Coloque um pouco de azeite de oliva. Despeje a clara de ovo. Cubra por um minuto ou dois.

Usando uma espátula, transfira o burrito de ovo para um prato.

Na mesma frigideira, coloque um pouco de azeite de oliva. Refogue a cebola até ficar translúcida. Adicione as sobras de carne. Cozinhe por 2 a 3 minutos. Adicione a pimenta vermelha, pimentas e tomates. Cozinhe por mais 2 minutos.

Enquanto isso, bata as gemas. Despeje na mistura de carne e misture. A mistura deve estar quebrada e não se parecer com um omelete.

Leve a mistura de carne para um lado das claras de ovos. Cubra com fatias de abacate. Enrole o burrito e aproveite.

Cereal Paleo

Ingredientes:
- Um punhado de castanhas de caju ou amêndoas
- 2 colheres de sopa de sementes de abóbora, torradas
- 1 colher de chá de sementes de chia
- 1/3 xícara de leite de coco

- 1/3 xícara de água (água de coco também pode ser usada)
- Um punhado de mirtilos e/ou framboesas ou uma banana

Instruções:

Coloque as castanhas e as sementes em um processador de alimentos. Bata até chegar à robustez desejada. Deixe de lado por enquanto.

Mergulhe as sementes de chia no leite de coco por 3 a 5 minutos. Em seguida, adicione a mistura de castanhas. Adicione água gradualmente

Muffin de Abobrinha

Ingredientes:
- ¼ xícara de farinha de coco
- ½ xícara de farinha de tapioca
- ½ farinha de amêndoa
- ½ xícara de azeite de oliva
- 3 ovos
- ¼ xícara de água
- ½ colher de chá de alho picado recentemente
- 1 colher de chá de fermento em pó

- 1 colher de chá de bicarbonato de sódio
- ½ xícara de abobrinha ralada
- 3 colheres de sopa de sobras de carne ou frango, moída
- 2 colheres de sopa de tomate seco picado
- sal

Instruções:

Preaqueça o forno a 180 graus Celsius.

Combine as farinhas, bicarbonato de sódio e fermento em pó, alho. Adicione uma pitada de sal. Misture completamente.

Em uma tigela separada, bata os ovos. Adicione o óleo, a água e a carne. Em seguida, adicione a abobrinha ralada e os tomates secos. Misture bem.

Adicione a farinha à mistura de ovos. Misture com uma colher de pau.

Unte 6 forminhas de muffin com azeite. Despeje a mistura em cada forminha. Asse por 20 minutos. Rende 6 muffins.

Dica: O muffin tem uma crocância semelhante a um biscoito. Você pode comer como café da manhã ou um lanche. Você também pode dobrar a receita e guardar o muffin em um recipiente hermético. O muffin pode durar 5 dias se armazenado corretamente.

Salada de Ovo e Tomate

Ingredientes:
- 2 ovos picados
- 3 tomates picados
- Sal e pimenta
- 1 colher de chá de suco de limão

Basta combinar os ovos e tomates. Adicione o suco de limão. Misture. Adicione sal e pimenta a gosto.

Panqueca de CanelaPaleo

Ingredientes:
- ¼ xícara de farinha de amêndoa
- 3 colheres de sopa de farinha de coco
- 1 colher de chá de fermento em pó
- 4 ovos
- 1 colher de chá de óleo de coco
- 1 colher de chá de canela em pó
- 2 pedaços de banana, cortados em tamanhos de mordida
- ½ colher de chá de gengibre ralado
- 1 colher de chá de baunilha

- ⅓ xícara de uvas passas (opcional)

Instruções:

Coloque a banana, o óleo, os ovos, o gengibre, a canela e a baunilha no liquidificador. Misture até ficar homogêneo. Adicione as farinhas e o fermento em pó. Misture até incorporar completamente.

Coloque uma panela antiaderente em fogo baixo. Coloque algumas gotas de óleo de coco na panela.

Despeje ¼ de xícara da mistura na panela. Cozinhe cada lado por um minuto. Se você estiver usando passas, coloque duas ou três passas na panqueca antes de virar. Rende 10 a 12 panquecas. Sirva com mel ou xarope de bordo.

Sopa chinesa de ovo com frango e legumes

Ingredientes:

- 1 copo de sobras de frango, cortado em tiras
- ¼ xícara de talo de aipo picado
- ¼ xícara de cenouras picadas
- 1 colher de sopa de cebola picada

- 1 dente de alho picado
- 1 alho-poró picado
- 2 gemas de ovo
- 1 clara de ovo
- Sal e pimenta
- 2 xícaras de água

Ingredientes:

Em uma panela funda, despeje a água e adicione o frango. Ferva por 5 minutos. Adicione os legumes. Ferva por mais 3 minutos. Adicione sal e pimenta.

Em uma tigela pequena, misture os ovos. Desligue o fogão. Derrame os ovos na mistura de frango e legumes. Mexer bem. Sirva. Rende 2 porções.

Substitutos de Grãos

Arroz de couve-flor

Ingredientes:

- 1 xícara de couve-flor ralada
- ¼ xícara de cebola branca ou amarela, picada
- 2 dentes de alho picados
- 1 colher de chá de azeite ou óleo de coco

Instruções:

Em uma frigideira colocada em fogo médio, adicione o óleo de coco. Refogue a cebola até ficar translúcida. Adicione o alho. Cozinhe por mais um minuto. Adicione a couve-flor. Cozinhe por três minutos. Adicione sal e pimenta a gosto.

Arroz De Abobrinha

* Os ingredientes são os mesmos que o arroz de couve-flor, exceto que a abobrinha substitui a couve-flor.

Instruções:

Corte a abobrinha ao meio. Esfregue o meio com óleo de coco. Asse por 15 minutos em um forno de 185 graus Celsius.

Retire do forno e rale.

Siga as instruções para fazer o arroz de couve-flor.

Espaguete de Abobrinha ou Abóbora

Ingredientes: Abóbora ou abobrinha, óleo de coco

Instruções: Corte o vegetal ao meio. Escove o interior com óleo de coco. Asse por 15 minutos a 185 graus Celsius. Corte os vegetais em tiras longas.

Saladas

Salada de Sardinha e Legumes com Molho de Abacate

Ingredientes:
- 1 lata de 100 gramas de sardinha em água
- ½ xícara de rúcula
- ½ xícara de cenoura e/ou repolho picado
- 2 colheres de sopa de suco de limão
- ¼ pimentão amarelo
- 2 colheres de sopa de cebola verde

Para o molho:
- ¼ de um abacate médio
- 3 tomates picados
- 2 colheres de sopa de vinagre de maçã
- 1 colher de sopa de suco de limão
- 6 colheres de sopa de azeite
- ¼ colher de chá de mostarda Dijon

Instruções:
Regue o limão sobre a cenoura e/ou repolho. Misture bem e coloque em uma tigela. Adicione a rúcula, o pimentão e a cebola verde. Cubra com as sardinhas.

Para o molho, misture todos os ingredientes em um processador de alimentos. Despeje sobre a salada. Misture. Serve 1 pessoa.

Salada de Atum

Ingredientes:

- 1 200 gramas de atum em água, em flocos
- 1 cebola vermelha, cortada em fatias finas
- 1 talo de aipo picado
- ¼ xícara de repolho desfiado
- 2 colheres de sopa de abacate, esmagado
- 1 colher de chá de azeite de oliva
- 1 colher de chá de suco de limão

Misture o atum e os vegetais. Em uma tigela, misture o limão, o abacate e o azeite. Adicione à mistura de atum e misture. Adicione sal e pimenta a gosto.

Frango e Abacate/Salada de Frango e Pepino

Ingredientes:

- 1 180 gramas de filé de frango assado com alecrim, limão e tomilho (pode ser sobras de um frango assado)
- 2 xícaras de espinafre ou rúcula
- 5 tomates-cereja, cortados ao meio
- 1 xícara de abacate ou 1 xícara de pepino (ou você pode misturá-las para render 1 xícara)
- Suco de 1 limão.

Para o molho:
- 3 colheres de sopa de azeite
- Suco de 1 lima
- ½ colher de chá de mel cru
- Fatias de pimenta vermelha (opcional)

Instrução: Combine os tomates, abacate/pepino e espinafre. Regue com suco de limão. Arrume em um prato. Cubra com pedaços de frango assado.

Para o molho: Misture todos os ingredientes e despeje sobre a mistura de frango. Misture bem.

Entradas para Almoço e Jantar

Enroladinho Nori de Peixe e Legumes
Ingredientes:
- 1 folha de nori

- 1 folha de alface
- ½ xícara de brócolis cozido, cortado em tiras finas
- ¼ de um abacate médio, cortado em fatias finas
- 1 200 gramas de atum em água, em flocos (salmão, cavala e sardinha também podem ser usados)

Instruções:

Espalhe a folha de alface em cima do nori. Coloque metade do atum em cima da alface. Adicione uma camada de brócolis. Cubra com outra camada de atum. Organize as fatias de abacate.

Role com cuidado o nori para a outra extremidade, selando o recheio no interior.

Para o molho, basta combinar 2 colheres de sopa de molho de peixe e suco de ½ limão.

Hambúrguer de Carne

Ingredientes:

- 450 gramas de carne moída
- 1 cebola grande picada
- 2 dentes de alho picados

- 2 ovos
- 1 colher de chá de pimenta
- 1 colher de chá de sal
- ¼ xícara de farinha de coco
- ¼ xícara de cebola verde picada
- ¼ xícara de pimentão vermelho picado

Instruções:

Misture todos os ingredientes, exceto os ovos e farinha. Adicione um ovo e misture bem. Adicione a farinha de coco. Misture. Adicione o último ovo e misture bem.

A mistura deve ser espessa o suficiente para ser moldada em bolas. Se estiver muito úmida, você pode adicionar mais farinha de coco. Molde em bolas e achate em formato de empadas.

Coloque uma panela antiaderente em fogo médio. Regue com óleo de coco. Cozinhe as empadas por cinco minutos de cada lado. Sirva com molho de vinho tinto ou qualquer molho paleo.

Fígado de Cordeiro com Cebola e Uvas Caramelizadas

Ingredientes:

- 2 fígados de cordeiro
- Sal e pimenta
- 1 cebola grande
- 15 uvas pretas
- 2 xícaras de espinafre
- 1 colher de chá de molho inglês
- Óleo de coco
- 1 dente de alho picado
- Suco de ½ limão

Instruções:

Limpe o fígado e seque. Adicione sal e pimenta e deixe de lado por enquanto.

Fatie ou pique 10 das uvas pretas. Deixe de lado por enquanto.

Aqueça uma panela de 9" em fogo médio. Regue com um pouco de óleo de coco. Refogue o alho até ficar translúcido. Adicione as uvas picadas ou fatiadas. Misture. Cozinhe por mais um minuto. Adicione o molho inglês. Esprema o suco de uva sobre a mistura. Continue a cozinhar, mexendo até a cebola ficar caramelizada. Deixe de lado por enquanto.

Em uma panela separada, colocada em fogo médio, aqueça uma colher de chá de óleo de coco. Refogue o alho. Adicione o espinafre. Cozinhe até o espinafre ficar ligeiramente murcho. Retire do fogo e regue com o suco de limão. Arrume em um prato.

Na mesma panela, adicione outra colher de sopa de óleo de coco. Frite os fígados por três minutos em ambos os lados. Coloque sobre o espinafre. Cubra com a cebola caramelizada e uvas.

Curry De Carne

Ingredientes:
- 1 cubo de carne magra, 1" de tamanho
- 1 colher de sopa de curry em pó
- ½ xícara de leite de coco
- 1 cebola média, fatiada
- 3 dentes de alho fatiados
- ½ xícara de água
- ¼ xícara de pimentão vermelho
- ¼ xícara de pimentão verde
- ¼ colher de chá de gengibre picado
- 1 pimenta vermelha grande cortada em fatias finas
- Óleo de coco

- Sal e pimenta
- Cenouras (opcional)

Instruções:

Coloque uma panela wok em fogo alto. Adicione duas colheres de sopa de óleo de coco. Refogue a cebola até ficar translúcida. Mexa no alho. Em uma tigela pequena, misture o curry e 2 colheres de sopa de água. Adicione a mistura de curry, gengibre, carne e cenoura, se estiver usando. Temperar com sal e pimenta. Refogue por dois minutos.

Despeje o leite de coco sobre a carne. Adicione água se quiser uma consistência mais fina. Levante fervura. Deixe ferver por cinco minutos. Adicione as pimentas e cozinhe por dois minutos. Retire dofogo.

Lanches

Biscoitos Paleo

Ingredientes:

- 2 xícaras de farinha de amêndoa/farinha de coco
- 1 ovo
- 1 colher de chá de pimenta
- 1 colher de chá de sal

Instruções:

Pré-aqueça o forno a 180 graus Celsius.
Combine todos os ingredientes até formar uma massa. Abra a massa para 1/8" de espessura. Corte nas formas desejadas. Arrume em uma assadeira e asse por 10 a 15 minutos.

Dica: Você pode adicionar outras ervas e especiarias à massa.

Biscoitos de Banana

Ingredientes:
- 2 bananas
- Sal
- Óleo de coco

Instruções:
Pré-aqueça o forno a 185 graus Celsius.
Fatie as bananas em pedaços longos e finos. Polvilhe uma pitada de sal e regue com 1 colher de sopa de óleo de coco.
Unte a assadeira com o óleo de coco. Organize os pedaços. Asse por 10 minutos ou até ficar crocante.

Pizza Paleo

Ingredientes
- 1/3 xícara de farinha de coco
- 2/3 xícara de farinha de tapioca

- 2 ovos
- 1/3 xícara de água
- 40 gramas de óleo de coco
- ½ colher de chá de orégano seco
- ½ colher de chá de alho em pó

Instruções:

Preaqueça seu forno a 250 graus Celsius.

Em uma tigela, bata os ovos, a água e o óleo. Adicione a farinha e as especiarias. Misture até chegar a consistência de massa de muffin.

Forre uma assadeira com papel manteiga. Espalhe a mistura uniformemente na panela. Ou você pode criar pequenos círculos para pizza redonda.

Asse por 7 minutos.

Enquanto isso, prepare as coberturas. Retire a crosta e organize suas coberturas por cima. Coloque a crosta de volta ao forno por mais 5 minutos.

Você pode usar queijos paleo, como queijo de abobrinha ou queijo de abóbora como cobertura de queijo. As coberturas recomendadas são a combinação de carne moída sobre molho marinara e coberto com salada de rúcula ou outros vegetais.

Conclusão

Obrigado novamente por fazer o download deste livro!

Espero que este livro tenha sido muito informativo sobre como mudar para uma dieta totalmente paleo. Há tantos benefícios em apenas comer paleo e sei que, se você seguir os passos deste livro, sua vida será mudada de maneira bem positiva. Fico feliz que pude ajudá-lo a beneficiar sua vida. Obrigado por reservar um tempo para ler este livro e desejo-lhe boa sorte em todos os seus futuros empreendimentos!

www.ingramcontent.com/pod-product-compliance
Lightning Source LLC
LaVergne TN
LVHW020427080526
838202LV00055B/5069